So You Want to be A Runner...

Benjamin Willey

The Essentials to Running a 5K

Acknowledgements

Thank you to all my coaches, teammates, and fellow runners for inspiring and supporting me in my journey as a runner. An even bigger thank you goes out to those who believed in me when the going got tough and never gave up on me. Lastly, I'd like to thank Morgan Thompson for the photography, and help with editing and tailoring this book.

Disclaimer:

While the information and advice in this book are intended to improve your fitness levels and running ability, your individual results will vary. Like any exercise plan, the exercise plans in this book pose risks to your health and well-being. You are following the advice in this book at your own risk and the authors assume no responsibility for any physical, mental, or emotional harm that you believed to be caused by the advice of this book. Always consult your doctor or a medical professional before beginning any exercise regimen. Before reading and taking the advice of this book you accept the risks set forth in this disclaimer and place no responsibility on the authors and publishers involved in this book.

So You Want To Be A Runner

So you want to become a runner, but have no idea where to begin. Maybe you have tried to run before but lost motivation along the way. Maybe you tried running before but didn't make as much progress as you had hoped. Or maybe you injured yourself and stopped running. This book intends to assist you so you can make realistic, achievable running goals, even if you have no experience and are completely new to the sport. Running can be a great activity great for just about everyone! Therefore, this book aims to take a conservative approach to help prevent running injuries and burnout, offers solutions for every excuse, and it is thorough but by no means time consuming. You're almost ready to take your first steps so let's get started.

Why should you start running?

If you've taken the time to open this book, you must have some interest in becoming a runner or improving your running abilities. There are several reasons why running is a good choice for everyone. Running can offer:

1. Improved physical and mental health

2. Maintained weight or even weight loss

3. Stronger muscles

4. Improved confidence.

And so much more! The simple act of running has improved the lives of many by enhancing the performance of their minds and bodies. Besides the physical benefits running is a great way to relieve stress and boost your mood. You're interested in running, you have many reasons to start, but you're probably wondering where to begin. There are three different training plans in this book that take you from wherever you are to running a 5K. The next section will help you choose the plan that is best for you.

Choosing the Right Training Plan

Before you dash out the door, take a moment to evaluate your current fitness as everyone has different experiences with exercise. What are your past experiences with running? Are you already working out in some form, like yoga, cycling, swimming, or weight lifting? Have you played a lot of sports in the past? Your answers to these questions will determine where you should start, and how long it takes to get to your goals. Speaking of goals, a good goal to aim for if you're a beginner is to be able to continuously run a 5K, which is approximately 3.1 miles. That may seem like a lot, but by sticking to a training plan, this goal is attainable. This can provide a solid base on which you can build even larger running goals. Below you will find three different plans to improve your fitness enough to complete a 5K: The Square One Plan, 6 Months to a 5K Plan and 3 Months to a 5K. To find out which plan is best for you, start by walking on a flat surface for 10 minutes and then slowly jog for 5 minutes. And if running for 5 minutes already sounds too intimidating, go ahead and start on the Square One Plan as it's designed to get you running with no experience. Once you have done this, rate your effort level on a 1-10 scale (1 being very easy and very light breathing, 10 being very difficult and gasping for breath). How you rate your effort level will determine which plan you should begin. Use the rankings below to pick a plan that is right for you:

1-3: Run/Walk plan 3 months to a 5K

4-7: Run/Walk plan 6 months to a 5K

8-10: Square One Plan

If the plan that fits your score looks too challenging, it's okay to pick a plan with a longer build-up to the 5K. All three plans will lead to the same place. If you're already in good shape the 3 Months to a 5K plan may not feel very challenging. However, it is important to follow and stick to the plan you choose. It takes time for your body to adapt to the demands of running and rushing the process can lead to burnout and injury. Though starting out may be difficult, running can in fact be enjoyable once your body has adapted to the physical challenge. So even if it seems tough at the beginning, there is a light at the end of the tunnel. It's almost time to get out the door.

Solutions to Every Excuse

While these plans are designed to be easy to follow and produce a high success rate there are plenty of excuses to stay inside and not go for a run. You can beat these excuses with the right mindset and by being prepared for them before they show up. Below are common excuses and how to beat them.

I don't have enough time

Running does not have to take up a lot of time. The plans in this chapter will take up 30-40 minutes of your day for 3-4 days a week. This is about 1-2% of an entire week. Most of us are busy, but with good planning you can easily carve out 30 minutes a day to run. Also, it's important to keep in mind how much running can improve your physical and mental well-being. Your schedule may be tight, but you definitely have time to prioritize your health and happiness.

What if I look weird when I run?

When you start running you may feel self-conscious about how you look. Don't sweat it. Nearly everyone looks a little weird when they run especially when they start. Yes, professional runners and people who have been running for years have beautiful strides and you can too if you're willing to put in the time. There's nothing embarrassing about bettering your health and fitness. If anyone tries to make fun of you for running just remember that you're in a lot better shape than they are.

I missed a day of the training plan. Isn't my fitness gone by now?

It's likely that at some point along the way despite your best efforts you'll miss a day of training. That's okay because you will not lose progress by missing one day. If you do miss a day do yourself a favor and don't worry about it. Simply continue on to the next day of training. Even if you miss 2 days of training you can still get back into training. No one is perfect so don't be discouraged. Remember that it takes time to build fitness and it also takes time to lose fitness. Make the effort to stick with it before you get sidetracked too far.

I couldn't finish the training today. This is too hard. Shouldn't I give up now?

Talk to any runner and they will tell you they've had a least a few bad days. Don't lose hope if you have one bad day. If you find yourself unable to complete a day of training give yourself an extra day off and try again. It's okay if some days are harder than others because progress is made when things are challenging, not when they're easy. In some cases you may continue to have trouble finishing runs. To solve this take a day off and go back to the training week you were at before training became especially difficult. Plateaus in training happen to everyone, so it's perfectly reasonable to repeat weeks of training before you progress to the next week.

I'm tired all the time

Some fatigue is normal when you start any training plan. Often fatigue goes away when you get out the door and start moving. Many people feel more energetic after they finish a run than before they start. However, if you're tired all the time and consistently struggling to finish training you may not be sleeping enough or properly hydrating. Sleep, nutrition, and hydration tips can be written in extensive detail, but aim to sleep 6-8 hours and drink enough water so that your urine is clear or pale yellow. If you continue to feel excessively tired it might be time to see your doctor.

A few last tips before you get started:

Before you start running I strongly recommend that you go to a running store in your area for a proper shoe fit. Employees at these stores are trained to find the shoes that fit your feet best and are designed for running. This will take some time and these shoes may cost a little more, but it is well worth it. The proper running shoes will help prevent injury and give your body the support it needs. Additionally, consult your doctor or a medical professional before beginning any of these training plans or exercise regimens to determine if you are healthy enough to begin physical activity. Lastly, make an effort to find a partner or group to join on your journey as a runner. They can hold you accountable to your training and can help keep you motivated. It's perfectly fine to do these programs individually, but you'll likely find them more enjoyable with company.

Injury Prevention

Injury prevention: As you start any of the three plans it's important to follow a simple injury prevention guide that is included in this book. There a few exercises that will only take 5-10 minutes twice a week and a short set of stretches you can perform after each run. It is essential that you follow the injury prevention guide as it will prevent common aches and pains and will allow you to complete the training plan. Additionally, the guide will make you a better runner because it will strengthen the muscles that help you run fast. The guide will only take an extra 20-30 minutes per week and is well worth the time.

Injury Prevention Guide

Because running injuries are so common it is necessary to take a little time to help prevent injuries. This section offers some simple exercises that should be done twice a week and a few stretches that should be done after each run. The small of amount of time the prevention guide takes greatly outweighs the time you would have to take off if you did get injured. If any part of your body is especially sore, make sure to ice it for 20 minutes after you are done with your run for the day. Also, if have any sore or achy part of your body that makes it uncomfortable to run take an extra day off of running before it turns into an injury.

Lunges: Stand with your feet less than shoulder width apart, then step forward with your left foot so your left knee is bent at a 90 degree angle when your left foot hits the ground. The knee of your back leg should be just a couple inches above the ground. Lift your leg back and return to the standing position. Repeat the exercise with your right leg. Start with 2 sets of 4 lunges on each leg and add one lunge to each set per week until you are doing 2 sets of 12 lunges per leg.

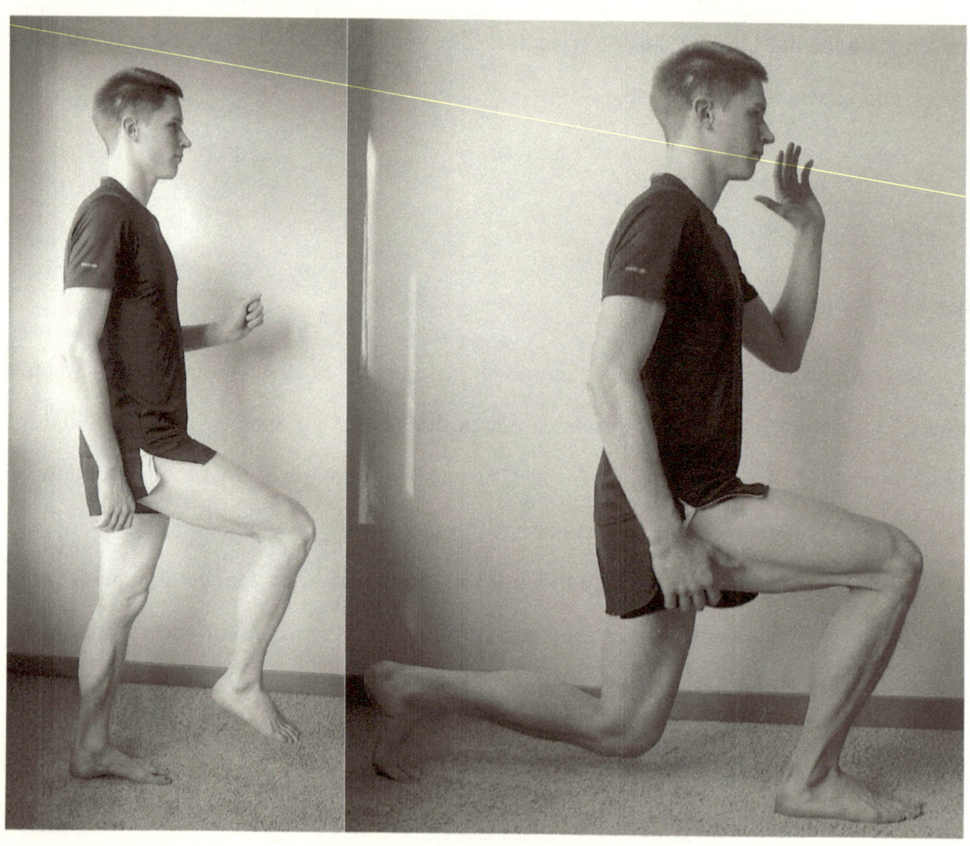

Glute Bridges: Lay on your back with your knees bent. Lift your hips off the ground until your hips are in line with your knees. Hold at the top for 3 seconds. Lower your hips back to the floor and repeat. Make sure you don't arch your back. Start with 2 sets of 10 and add 2 reps each week until you are doing 2 sets of 24 reps.

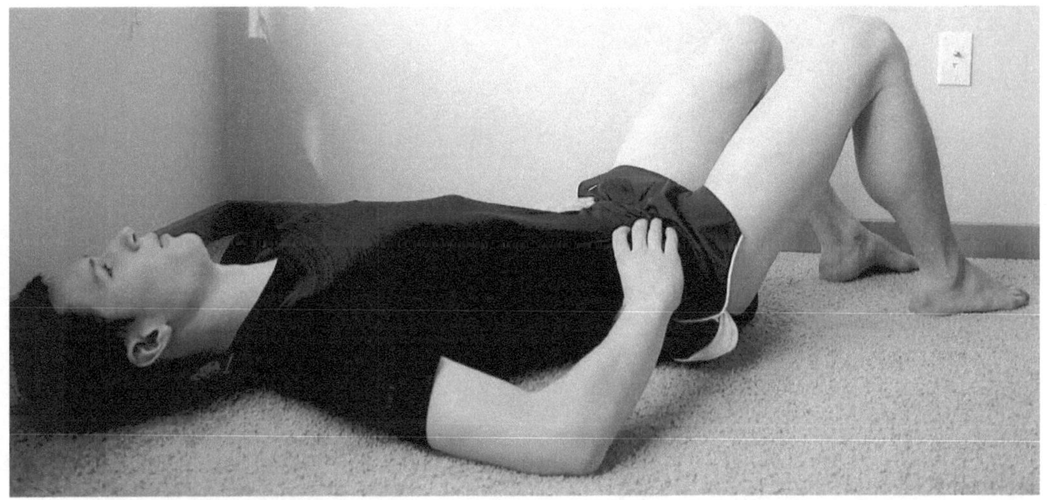

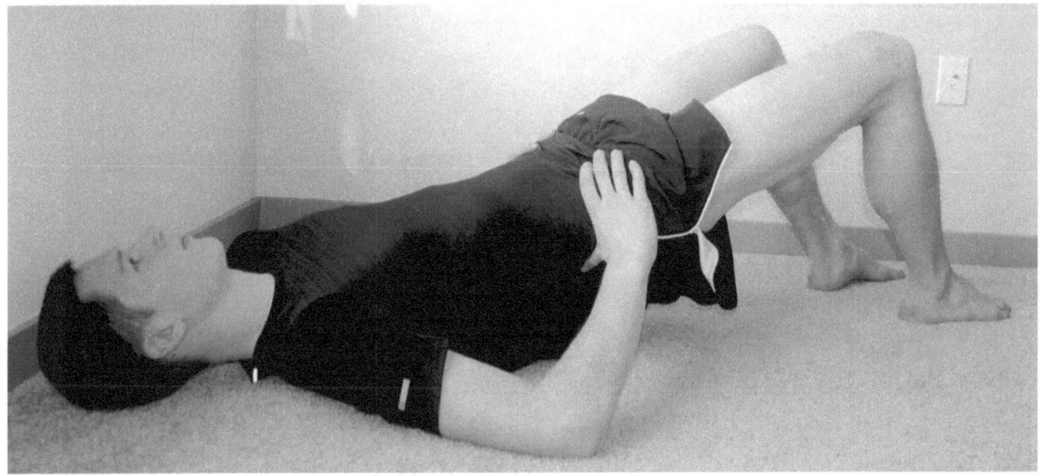

Calf raises: Stand with your feet shoulder width apart. Lift your heels a few inches off of the ground, hold at the top for a second, lower you heels down to the floor and repeat. Start with 2 sets of 10 and add 2 reps each week until you are doing 2 sets of 24 reps.

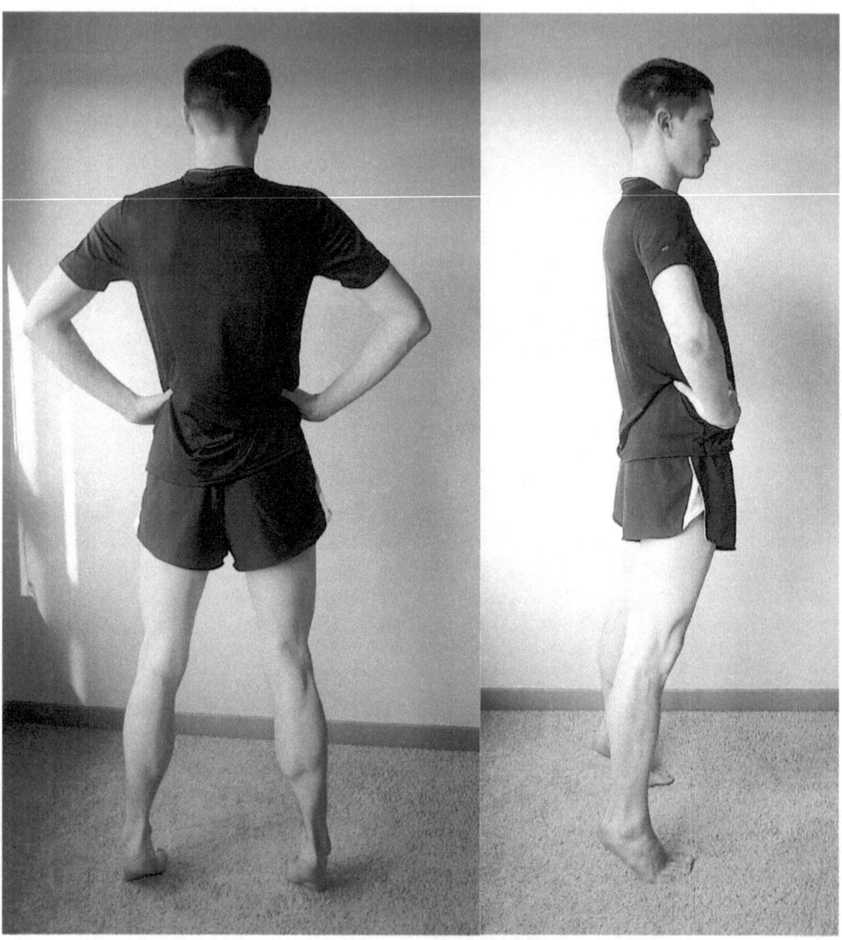

Stretches

The following stretches are meant to be done after you finish every run. You should not do static stretches before you run as cold muscles are more prone to strain. Hold each stretch for 30 seconds on each side, and repeat 1-3 times on each side. Do the stretches in such a way that feels comfortable as stretching too far is not productive for your muscles. If done consistently after each run these simple stretches can have a huge impact in keeping your body healthy and injury free. They are well worth the few minutes they take to do.

Quad Stretch:

Pull your right foot back towards your butt until you feel a stretch in the front part of your right thigh. Hold this position and place your other hand on a wall for balance.

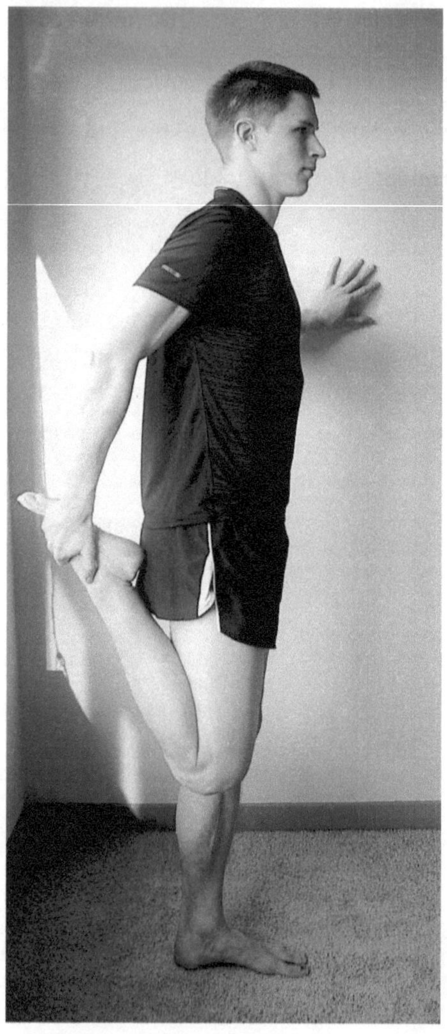

Hip Flexor Stretch:

Rest your right knee on the ground and place your left leg out in front of you. While keeping the rest of your body stable, push your hips forward until you feel a stretch in the area in front of your right hip. Hold the stretch and then switch the positions of your legs to repeat on your left hip.

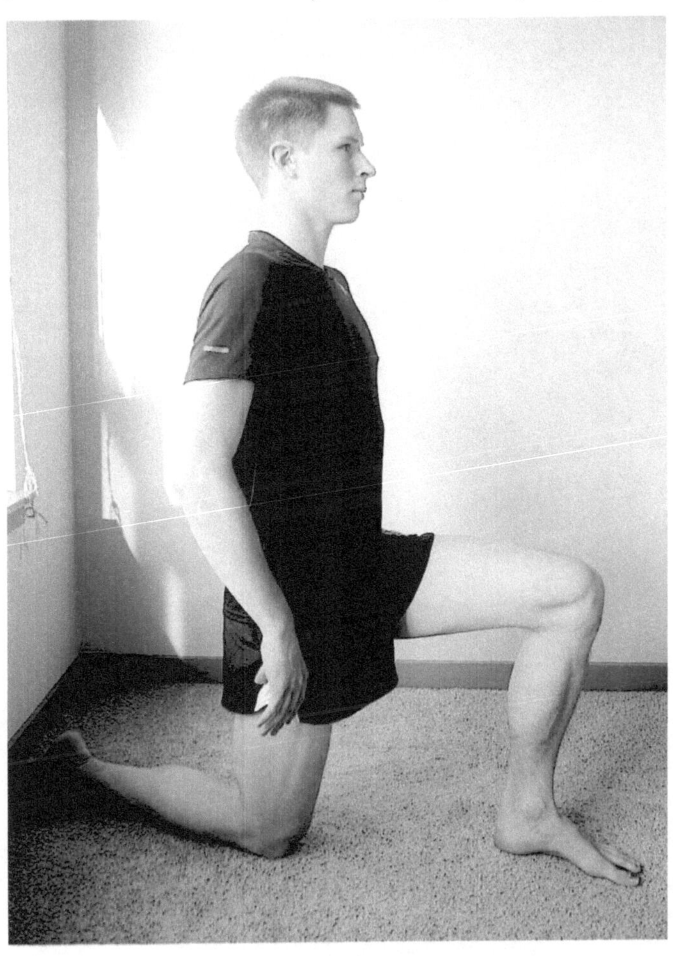

Calf Stretch:

Lean up against a wall facing forward and place your left foot in front of you. Keep your right leg straight and lean forward so you feel a stretch in back of your lower leg. Make sure to keep your right foot on the ground. Repeat the stretch on your left leg.

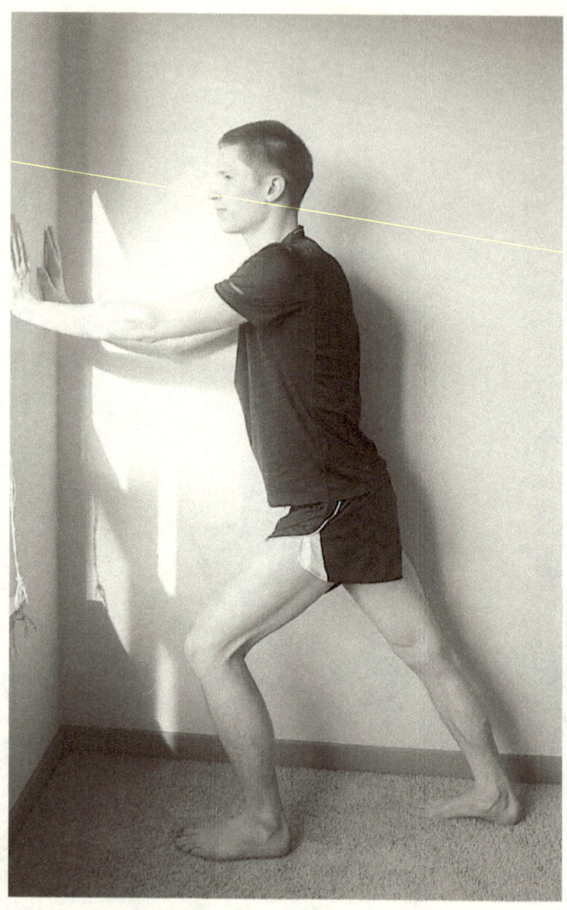

Hamstring Stretch:

Place your right foot on either a chair or stair steps while keeping your left foot on the ground. The height of the chair or step should be slightly below the height of your knees. Keep your feet stable and pull your hips backwards until you feel a stretch in the back of your thigh of your right leg. Hold the stretch and repeat on your left leg.

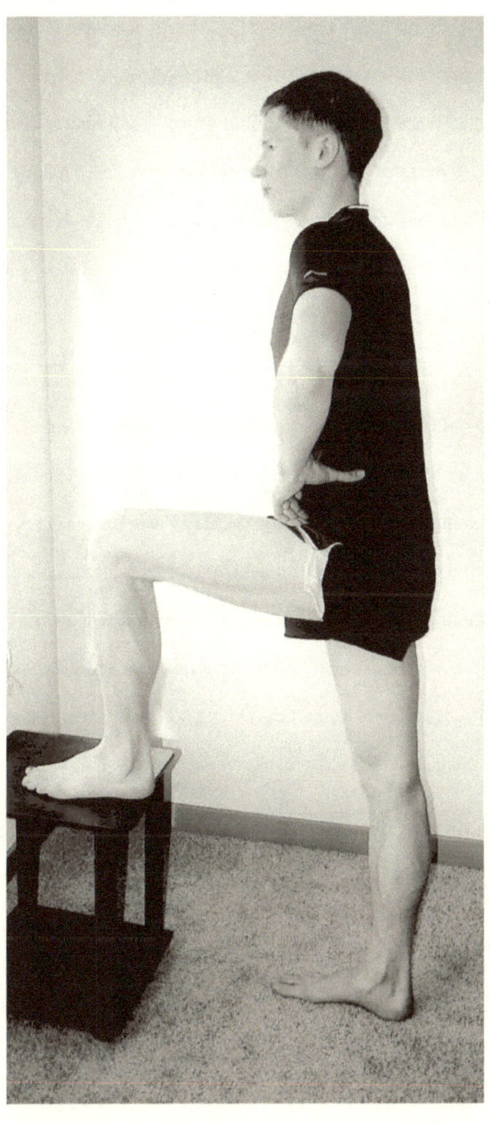

The Square One Plan

If you've been inactive for the last few months or more, spend the first 3 weeks walking at a comfortable pace for 20-30 minutes every other day. You'll also want to incorporate the strength exercises and stretches from the injury prevention guide. After you've been walking, you can start running for short periods. Warm up with a 5-10 minute walk, and run for 10 seconds followed by 50 seconds of walking. Repeat this 8 times, then cooldown with a 5-10 minute walk. You'll slowly increase this 1 minute ratio of running and walking until you're able to run 30 seconds and walk 30 seconds. Now you can keep a 1:1 running to walking ratio (i.e. 40 seconds running with 40 seconds walking) until you can run for a minute at a time. Run at an easy pace for all the running segments: you should be able to talk while running. A full plan is outlined below:

Note: While it is best to follow this plan exactly some minor modifications are okay. Each run does not have to be done Monday, Wednesday, and Friday, but do your best to have a day off between your three running days each week. If you miss one or two days of running it's okay to continue with the plan, but if you miss more than two days go back to the last week that you were running. Also, if the training becomes too difficult it's okay to repeat a week before moving on to the next. Lastly, the plan assumes the 5K race is on a Sunday, but if the race is scheduled for a different day make sure to have two days off of running before your race (so possibly skip the last day of running before the race).

Week	Sunday	Monday	Tuesday	Wednesday	Thursday	Friday	Saturday
1		Walk 20 minutes		Walk 20 minutes		Walk 20 minutes	

Week	Sunday	Monday	Tuesday	Wednesday	Thursday	Friday	Saturday
2	Walk 30 minutes	Walk 20 minutes		Walk 30 minutes		Walk 20 minutes	
3	Walk 30 minutes	Walk 20 minutes		Walk 30 minutes		Walk 30 minutes	
4		**Warm-up:** 5-10 min walk **Run:** 8 x 10 sec run/50 sec walk **Cool down:** 5-10 min walk		**Warm-up:** 5 10 min walk **Run:** 8 x 10 sec run/50 sec walk **Cool down:** 5-10 min walk		**Warm-up:** 5-10 min walk **Run:** 8 x 10 sec run/50 sec walk **Cool down:** 5-10 min walk	
5		**Warm-up:** 5-10 min walk **Run:** 8 x 20 sec run/40 sec walk **Cool down:** 5-10 min walk		**Warm-up:** 5-10 min walk **Run:** 8x20 sec run/40 sec walk **Cool down:** 5-10 min walk		**Warm-up:** 5-10 min walk **Run:** 8x20 sec run/40 sec walk **Cool down:** 5-10 min walk	

Week	Sunday	Monday	Tuesday	Wednesday	Thursday	Friday	Saturday
6		**Warm-up:** 5-10 min walk **Run:** 8 x 25 sec run/35 sec walk **Cool down:** 5-10 min walk		**Warm-up:** 5-10 min walk **Run:** 8 x 25 sec run/35 sec walk **Cool down:** 5-10 min walk		**Warm-up:** 5-10 min walk **Run:** 8 x 25 sec run/35 sec walk **Cool down:** 5-10 min walk	
7		**Warm-up:** 5-10 min walk **Run:** 8 x 30 sec run/30 sec walk **Cool Down:** 5-10 min walk		**Warm-up:** 5-10 min walk **Run:** 8 x 30 sec run/30 sec walk **Cool Down:** 5-10 min walk		**Warm-up:** 5-10 min walk **Run:** 8 x 30 sec run/30 sec walk **Cool Down:** 5-10 min walk	
8		**Warm-up:** 5-10 min walk **Run:** 8 x 35 sec run/35 sec walk **Cool Down:** 5-10 min walk		**Warm-up:** 5-10 min walk **Run:** 8 x 35 sec run/35 sec walk **Cool Down:** 5-10 min walk		**Warm-up:** 5-10 min walk **Run:** 8 x 35 sec run/35 sec walk **Cool Down:** 5-10 min walk	

Week	Sunday	Monday	Tuesday	Wednesday	Thursday	Friday	Saturday
9		**Warm-up:** 5-10 min walk **Run:** 8 x 40 sec run/40 sec walk **Cool Down:** 5-10 min walk		**Warm-up:** 5-10 min walk **Run:** 8 x 40 sec run/40 sec walk **Cool Down:** 5-10 min walk		**Warm-up:** 5-10 min walk **Run:** 8 x 40 sec run/40 sec walk **Cool Down:** 5-10 min walk	
10		**Warm-up:** 5-10 min walk **Run:** 8 x 50 sec run/50 sec walk **Cool Down:** 5-10 min walk		**Warm-up:** 5-10 min walk **Run:** 8 x 50 sec run/50 sec walk **Cool Down:** 5-10 min walk		**Warm-up:** 5-10 min walk **Run:** 8 x 50 sec run/50 sec walk **Cool Down:** 5-10 min walk	

Congratulations! You made it through the first 10 weeks!

You're doing a great job transitioning from walking into running and you're almost ready to run continuously for a minute. Keep up the good work!

Week	Sunday	Monday	Tuesday	Wednesday	Thursday	Friday	Saturday
11		**Warm-up:** 5-10 min walk **Run:** 8 x 1 min run/1 min walk **Cool Down:** 5-10 min walk		**Warm-up:** 5-10 min walk **Run:** 8 x 50 sec run/50 sec walk **Cool Down:** 5-10 min walk		**Warm-up:** 5-10 min walk **Run:** 8 x 50 sec run/50 sec walk **Cool Down:** 5-10 min walk	
12		**Warm-up:** 5-10 min walk **Run:** 8 x 1 min run/1 min walk **Cool Down:** 5-10 min walk		**Warm-up:** 5-10 min walk **Run:** 8 x 1 min run/1 min walk **Cool Down:** 5-10 min walk		**Warm-up:** 5-10 min walk **Run:** 8 x 1 min run/1 min walk **Cool Down:** 5-10 min walk	

Week	Sunday	Monday	Tuesday	Wednesday	Thursday	Friday	Saturday
13		**Warm-up:** 5-10 min walk **Run:** 8 x 1:15 min run/1:15 min walk **Cool Down:** 5-10 min walk		**Warm-up:** 5-10 min walk **Run:** 8 x 1:15 min run/1:15 min walk **Cool Down:** 5-10 min walk		**Warm-up:** 5-10 min walk **Run:** 8 x 1:15 min run/1:15 min walk **Cool Down:** 5-10 min walk	
14		**Warm-up:** 5-10 min walk **Run:** 8 x 1:30 min run/1:30 min walk **Cool Down:** 5-10 min walk		**Warm-up:** 5-10 min walk **Run:** 8 x 1:30 min run/1:30 min walk **Cool Down:** 5-10 min walk		**Warm-up:** 5-10 min walk **Run:** 8 x 1:30 min run/1:30 min walk **Cool Down:** 5-10 min walk	

Week	Sunday	Monday	Tuesday	Wednesday	Thursday	Friday	Saturday
15		**Warm-up:** 5-10 min walk **Run:** 8 x 1 min run/1 min walk **Cool Down:** 5-10 min walk		**Warm-up:** 5-10 min walk **Run:** 8 x 1 min run/1 min walk **Cool Down:** 5-10 min walk		**Warm-up:** 5-10 min walk **Run:** 8 x 1 min run/1 min walk **Cool Down:** 5-10 min walk	
16		**Warm-up:** 5-10 min walk **Run:** 6 x 2 min run/2 min walk **Cool Down:** 5-10 min walk		**Warm-up:** 5-10 min walk **Run:** 6 x 2 min run/2 min walk **Cool Down:** 5-10 min walk		**Warm-up:** 5-10 min walk **Run:** 6 x 2 min run/2 min walk **Cool Down:** 5-10 min walk	

Week	Sunday	Monday	Tuesday	Wednesday	Thursday	Friday	Saturday
17		**Warm-up:** 5-10 min walk **Run:** 6 x 2 min run/1 min walk **Cool Down:** 5-10 min walk		**Warm-up:** 5-10 min walk **Run:** 6 x 2 min run/1 min walk **Cool Down:** 5-10 min walk		**Warm-up:** 5-10 min walk **Run:** 6 x 2 min run/1 min walk **Cool Down:** 5-10 min walk	
18		**Warm-up:** 5-10 min walk **Run:** 7 x 2 min run/1 min walk **Cool Down:** 5-10 min walk		**Warm-up:** 5-10 min walk **Run:** 6 x 2 min run/2 min walk **Cool Down:** 5-10 min walk		**Warm-up:** 5-10 min walk **Run:** 7 x 2 min run/1 min walk **Cool Down:** 5-10 min walk	

Week	Sunday	Monday	Tuesday	Wednesday	Thursday	Friday	Saturday
19		**Warm-up:** 5-10 min walk **Run:** 8 x 2 min run/1 min walk **Cool Down:** 5-10 min walk		**Warm-up:** 5-10 min walk **Run:** 7 x 2 min run/1 min walk **Cool Down:** 5-10 min walk		**Warm-up:** 5-10 min walk **Run:** 8 x 2 min run/1 min walk **Cool Down:** 5-10 min walk	
20		**Warm-up:** 5-10 min walk **Run:** 6 x 2 min run/2 min walk **Cool Down:** 5-10 min walk		**Warm-up:** 5-10 min walk **Run:** 6 x 2 min run/2 min walk **Cool Down:** 5-10 min walk		**Warm-up:** 5-10 min walk **Run:** 6 x 2 min run/2 min walk **Cool Down:** 5-10 min walk	

Weeks 11-20 are complete!

Make sure you are doing the stretches and strengthening exercises. These are very important as you increase your running time and your joints and muscles will be thankful that you made the time to do these. Keep at it!

Week	Sunday	Monday	Tuesday	Wednesday	Thursday	Friday	Saturday
21		**Warm-up:** 5-10 min walk **Run:** 8 x 2:30 min run/1:30 min walk **Cool Down:** 5-10 min walk		**Warm-up:** 5-10 min walk **Run:** 7 x 2:30 min run/1:30 min walk **Cool Down:** 5-10 min walk		**Warm-up:** 5-10 min walk **Run:** 8 x 2:30 min run/1:30 min walk **Cool Down:** 5-10 min walk	
22		**Warm-up:** 5-10 min walk **Run:** 8 x 2:30 min run/1:30 min walk **Cool Down:** 5-10 min walk		**Warm-up:** 5-10 min walk **Run:** 7 x 2:30 min run/1:30 min walk **Cool Down:** 5-10 min walk		**Warm-up:** 5-10 min walk **Run:** 8 x 2:30 min run/1:30 min walk **Cool Down:** 5-10 min walk	

Week	Sunday	Monday	Tuesday	Wednesday	Thursday	Friday	Saturday
23		**Warm-up:** 5-10 min walk **Run:** 6 x 3 min run/2 min walk **Cool Down:** 5-10 min walk		**Warm-up:** 5-10 min walk **Run:** 8 x 2 min run/2 min walk **Cool Down:** 5-10 min walk		**Warm-up:** 5-10 min walk **Run:** 6 x 3 min run/2 min walk **Cool Down:** 5-10 min walk	
24		**Warm-up:** 5-10 min walk **Run:** 7 x 3 min run/2 min walk **Cool Down:** 5-10 min walk		**Warm-up:** 5-10 min walk **Run:** 5 x 4 min run/3 min walk **Cool Down:** 5-10 min walk		**Warm-up:** 5-10 min walk **Run:** 9 x 2 min run/2 min walk **Cool Down:** 5-10 min walk	

Week	Sunday	Monday	Tuesday	Wednesday	Thursday	Friday	Saturday
25		**Warm-up:** 5-10 min walk **Run:** 5 x 4 min run/2 min walk **Cool Down:** 5-10 min walk		**Warm-up:** 5-10 min walk **Run:** 8 x 3 min run/2 min walk **Cool Down:** 5-10 min walk		**Warm-up:** 5-10 min walk **Run:** 5 x 4 min run/2 min walk **Cool Down:** 5-10 min walk	
26		**Warm-up:** 5-10 min walk **Run:** 6 x 3 min run/2 min walk **Cool Down:** 5-10 min walk		**Warm-up:** 5-10 min walk **Run:** 8 x 2 min run/2 min walk **Cool Down:** 5-10 min walk		**Warm-up:** 5-10 min walk **Run:** 6 x 3 min run/2 min walk **Cool Down:** 5-10 min walk	

Week	Sunday	Monday	Tuesday	Wednesday	Thursday	Friday	Saturday
27		**Warm-up:** 5-10 min walk **Run:** 5 x 5 min run/2 min walk **Cool Down:** 5-10 min walk		**Warm-up:** 5-10 min walk **Run:** 6 x 4 min run/2 min walk **Cool Down:** 5-10 min walk		**Warm-up:** 5-10 min walk **Run:** 5 x 5 min run/2 min walk **Cool Down:** 5-10 min walk	
28		**Warm-up:** 5-10 min walk **Run:** 9 x 3 min run/1 min walk **Cool Down:** 5-10 min walk		**Warm-up:** 5-10 min walk **Run:** 5 x 5 min run/2 min walk **Cool Down:** 5-10 min walk		**Warm-up:** 5-10 min walk **Run:** 7 x 4 min run/2 min walk **Cool Down:** 5-10 min walk	

Week	Sunday	Monday	Tuesday	Wednesday	Thursday	Friday	Saturday
29		**Warm-up:** 5-10 min walk **Run:** 5 x 6 min run/2 min walk **Cool Down:** 5-10 min walk		**Warm-up:** 5-10 min walk **Run:** 6 x 4 min run/2 min walk **Cool Down:** 5-10 min walk		**Warm-up:** 5-10 min walk **Run:** 5 x 6 min run/2 min walk **Cool Down:** 5-10 min walk	
30		**Warm-up:** 5-10 min walk **Run:** 5 x 5 min run/2 min walk **Cool Down:** 5-10 min walk		**Warm-up:** 5-10 min walk **Run:** 6 x 4 min run/2 min walk **Cool Down:** 5-10 min walk		**Warm-up:** 5-10 min walk **Run:** 5 x 5 min run/2 min walk **Cool Down:** 5-10 min walk	

You've finished weeks 21-30!

You're over halfway through the training and getting closer to your first 5K each day. Don't let excuses get in the way and keep moving forward.

Week	Sunday	Monday	Tuesday	Wednesday	Thursday	Friday	Saturday
31		**Warm-up:** 5-10 min walk **Run:** 5 x 6 min run/1 min walk **Cool Down:** 5-10 min walk		**Warm-up:** 5-10 min walk **Run:** 7 x 4 min run/1 min walk **Cool Down:** 5-10 min walk		**Warm-up:** 5-10 min walk **Run:** 6 x 5 min run/1 min walk **Cool Down:** 5-10 min walk	
32		**Warm-up:** 5-10 min walk **Run:** 4 x 7 min run/1 min walk **Cool Down:** 5-10 min walk		**Warm-up:** 5-10 min walk **Run:** 4 x 6 min run/1 min walk **Cool Down:** 5-10 min walk		**Warm-up:** 5-10 min walk **Run:** 5 x 6 min run/1 min walk **Cool Down:** 5-10 min walk	

Week	Sunday	Monday	Tuesday	Wednesday	Thursday	Friday	Saturday
33		**Warm-up:** 5-10 min walk **Run:** 4 x 8 min run/1 min walk **Cool Down:** 5-10 min walk		**Warm-up:** 5-10 min walk **Run:** 4 x 7 min run/1 min walk **Cool Down:** 5-10 min walk		**Warm-up:** 5-10 min walk **Run:** 8 x 3 min run/1 min walk **Cool Down:** 5-10 min walk	
34		**Warm-up:** 5-10 min walk **Run:** 5 x 6 min run/1 min walk **Cool Down:** 5-10 min walk		**Warm-up:** 5-10 min walk **Run:** 7 x 4 min run/1 min walk **Cool Down:** 5-10 min walk		**Warm-up:** 5-10 min walk **Run:** 6 x 5 min run/1 min walk **Cool Down:** 5-10 min walk	

Week	Sunday	Monday	Tuesday	Wednesday	Thursday	Friday	Saturday
35		**Warm-up:** 5-10 min walk **Run:** 3 x 9 min run/1 min walk **Cool Down:** 5-10 min walk		**Warm-up:** 5-10 min walk **Run:** 8 x 4 min run/1 min walk **Cool Down:** 5-10 min walk		**Warm-up:** 5-10 min walk **Run:** 6 x 5 min run/1 min walk **Cool Down:** 5-10 min walk	
36		**Warm-up:** 5-10 min walk **Run:** 3 x 10 min run/1 min walk **Cool Down:** 5-10 min walk		**Warm-up:** 5-10 min walk **Run:** 4 x 7 min run/1 min walk **Cool Down:** 5-10 min walk		**Warm-up:** 5-10 min walk **Run:** 5 x 6 min run/1 min walk **Cool Down:** 5-10 min walk	

Week	Sunday	Monday	Tuesday	Wednesday	Thursday	Friday	Saturday
37		**Warm-up:** 5-10 min walk **Run:** 2 x 12 min run/1 min walk **Cool Down:** 5-10 min walk		**Warm-up:** 5-10 min walk **Run:** 3 x 10 min run/1 min walk **Cool Down:** 5-10 min walk		**Warm-up:** 5-10 min walk **Run:** 5 x 6 min run/1 min walk **Cool Down:** 5-10 min walk	
38		**Warm-up:** 5-10 min walk **Run:** 3 x 9 min run/1 min walk **Cool Down:** 5-10 min walk		**Warm-up:** 5-10 min walk **Run:** 8 x 4 min run/1 min walk **Cool Down:** 5-10 min walk		**Warm-up:** 5-10 min walk **Run:** 6 x 5 min run/1 min walk **Cool Down:** 5-10 min walk	

Week	Sunday	Monday	Tuesday	Wednesday	Thursday	Friday	Saturday
39		**Warm-up:** 5-10 min walk **Run:** 2 x 15 min run/3 min walk **Cool Down:** 5-10 min walk		**Warm-up:** 5-10 min walk **Run:** 6 x 6 min run/1 min walk **Cool Down:** 5-10 min walk		**Warm-up:** 5-10 min walk **Run:** 8 x 4 min run/1 min walk **Cool Down:** 5-10 min walk	
40		**Warm-up:** 5-10 min walk **Run:** 2 x 18 min run/2 min walk **Cool Down:** 5-10 min walk		**Warm-up:** 5-10 min walk **Run:** 7 x 5 min run/1 min walk **Cool Down:** 5-10 min walk		**Warm-up:** 5-10 min walk **Run:** 5 x 7 min run/1 min walk **Cool Down:** 5-10 min walk	

Excellent work! You're now only a few weeks away from your first 5K!

You're ready to start some longer continuous runs and are almost ready to run a 5K. Don't give up, trust your training and you can make it!

Week	Sunday	Monday	Tuesday	Wednesday	Thursday	Friday	Saturday
41		**Warm-up:** 5-10 min walk **Run:** 20 min run, 2 min walk, 10 min run **Cool Down:** 5-10 min walk		**Warm-up:** 5-10 min walk **Run:** 3 x 10 min run/1 min walk **Cool Down:** 5-10 min walk		**Warm-up:** 5-10 min walk **Run:** 7 x 5 min run/1 min walk **Cool Down:** 5-10 min walk	
42		**Warm-up:** 5-10 min walk **Run:** 2 x 15 min run/3 min walk **Cool Down:** 5-10 min walk		**Warm-up:** 5-10 min walk **Run:** 6 x 6 min run/1 min walk **Cool Down:** 5-10 min walk		**Warm-up:** 5-10 min walk **Run:** 8 x 4 min run/1 min walk **Cool Down:** 5-10 min walk	

Week	Sunday	Monday	Tuesday	Wednesday	Thursday	Friday	Saturday
43		**Warm-up:** 5-10 min walk **Run:** 25 min run **Cool Down:** 5-10 min walk		**Warm-up:** 5-10 min walk **Run:** 3 x 12 min run/1 min walk **Cool Down:** 5-10 min walk		**Warm-up:** 5-10 min walk **Run:** 9 x 4 min run/1 min walk **Cool Down:** 5-10 min walk	
44		**Warm-up:** 5-10 min walk **Run:** 30 min run **Cool Down:** 5-10 min walk		**Warm-up:** 5-10 min walk **Run:** 3 x 10 min run/1 min walk **Cool Down:** 5-10 min walk		**Warm-up:** 5-10 min walk **Run:** 6 x 6 min run/1 min walk **Cool Down:** 5-10 min walk	
45		**Warm-up:** 5-10 min walk **Run:** 30 min run **Cool Down:** 5-10 min walk		**Warm-up:** 5-10 min walk **Run:** 9 x 3 min run/1 min walk **Cool Down:** 5-10 min walk		**Warm-up:** 5-10 min walk **Run:** 30 min run **Cool Down:** 5-10 min walk	

Week	Sunday	Monday	Tuesday	Wednesday	Thursday	Friday	Saturday
46		**Warm-up:** 5-10 min walk **Run:** 25 min run **Cool Down:** 5-10 min walk		**Warm-up:** 5-10 min walk **Run:** 3 x 12 min run/1 min walk **Cool Down:** 5-10 min walk		**Warm-up:** 5-10 min walk **Run:** 9 x 4 min run/1 min walk **Cool Down:** 5-10 min walk	
47		**Warm-up:** 5-10 min walk **Run:** 30 min run **Cool Down:** 5-10 min walk		**Warm-up:** 5-10 min walk **Run:** 8 x 3 min run/1 min walk **Cool Down:** 5-10 min walk		**Warm-up:** 5-10 min walk **Run:** 20 min run **Cool Down:** 5-10 min walk	
48	**5K Race Day**						

6 Months to a 5K Plan

The 6 Months to a 5K Plan is for those who feel a little more comfortable beginning running, but is still meant to take a conservative approach. It is important that you follow the injury prevention guide during this plan especially since it builds volume more quickly than The Square One Plan. If this plan feels too difficult for the first few weeks it is okay to use The Square One Plan instead. The plan starts with run/walk intervals and builds toward longer, continuous runs towards the end. Run at an easy pace for all the running segments: you should be able to talk while running. Make sure to warm-up and cool down with 5-10 minutes of walking before and after the run/walk intervals. The plan is outlined below:

Note: While it is best to follow this plan exactly some minor modifications are okay. Each run does not have to be done Monday, Wednesday, and Friday, but do your best to have a day off between your three running days each week. If you miss one or two days of running it's okay to continue with the plan, but if you miss more than two days go back to the last week that you were running. Also, if the training becomes too difficult it's okay to repeat a week before moving on to the next. Lastly, the plan assumes the 5K race is on a Sunday, but if the race is scheduled for a different day make sure to have two days off of running before your race (so possibly skip the last day of running before the race).

Week	Sunday	Monday	Tuesday	Wednesday	Thursday	Friday	Saturday
1		**Warm-up:** 5-10 min walk **Run:** 8 x 1 min run/1 min walk **Cool Down:** 5-10 min walk		**Warm-up:** 5-10 min walk **Run:** 8 x 1 min run/1 min walk **Cool Down:** 5-10 min walk		**Warm-up:** 5-10 min walk **Run:** 12 x 30 sec run/30 sec walk **Cool Down:** 5-10 min walk	
2		**Warm-up:** 5-10 min walk **Run:** 6 x 2 min run/2 min walk **Cool Down:** 5-10 min walk		**Warm-up:** 5-10 min walk **Run:** 8 x 1 min run/1 min walk **Cool Down:** 5-10 min walk		**Warm-up:** 5-10 min walk **Run:** 7 x 2 min run/2 min walk **Cool Down:** 5-10 min walk	
3		**Warm-up:** 5-10 min walk **Run:** 7 x 2 min run/2 min walk **Cool Down:** 5-10 min walk		**Warm-up:** 5-10 min walk **Run:** 8 x 2 min run/2 min walk **Cool Down:** 5-10 min walk		**Warm-up:** 5-10 min walk **Run:** 10 x 1 min run/1 min walk **Cool Down:** 5-10 min walk	

Week	Sunday	Monday	Tuesday	Wednesday	Thursday	Friday	Saturday
4		**Warm-up:** 5-10 min walk **Run:** 8 x 1 min run/1 min walk **Cool Down:** 5-10 min walk		**Warm-up:** 5-10 min walk **Run:** 8 x 1 min run/1 min walk **Cool Down:** 5-10 min walk		**Warm-up:** 5-10 min walk **Run:** 12 x 30 sec run/30 sec walk **Cool Down:** 5-10 min walk	
5		**Warm-up:** 5-10 min walk **Run:** 5 x 3 min run/2 min walk **Cool Down:** 5-10 min walk		**Warm-up:** 5-10 min walk **Run:** 8 x 2 min run/2 min walk **Cool Down:** 5-10 min walk		**Warm-up:** 5-10 min walk **Run:** 12 x 1 min run/1 min walk **Cool Down:** 5-10 min walk	
6		**Warm-up:** 5-10 min walk **Run:** 6 x 3 min run/2 min walk **Cool Down:** 5-10 min walk		**Warm-up:** 5-10 min walk **Run:** 8 x 2 min run/2 min walk **Cool Down:** 5-10 min walk		**Warm-up:** 5-10 min walk **Run:** 14 x 1 min run/1 min walk **Cool Down:** 5-10 min walk	

Week	Sunday	Monday	Tuesday	Wednesday	Thursday	Friday	Saturday
7		**Warm-up:** 5-10 min walk **Run:** 7 x 3 min run/2 min walk **Cool Down:** 5-10 min walk		**Warm-up:** 5-10 min walk **Run:** 5 x 4 min run/3 min walk **Cool Down:** 5-10 min walk		**Warm-up:** 5-10 min walk **Run:** 15 x 1 min run/1 min walk **Cool Down:** 5-10 min walk	
8		**Warm-up:** 5-10 min walk **Run:** 5 x 3 min run/2 min walk **Cool Down:** 5-10 min walk		**Warm-up:** 5-10 min walk **Run:** 8 x 2 min run/2 min walk **Cool Down:** 5-10 min walk		**Warm-up:** 5-10 min walk **Run:** 12 x 1 min run/1 min walk **Cool Down:** 5-10 min walk	
9		**Warm-up:** 5-10 min walk **Run:** 6 x 4 min run/2 min walk **Cool Down:** 5-10 min walk		**Warm-up:** 5-10 min walk **Run:** 9 x 2 min run/2 min walk **Cool Down:** 5-10 min walk		**Warm-up:** 5-10 min walk **Run:** 6 x 3 min run/2 min walk **Cool Down:** 5-10 min walk	

Week	Sunday	Monday	Tuesday	Wednesday	Thursday	Friday	Saturday
10		**Warm-up:** 5-10 min walk **Run:** 5 x 5 min run/2 min walk **Cool Down:** 5-10 min walk		**Warm-up:** 5-10 min walk **Run:** 8 x 3 min run/2 min walk **Cool Down:** 5-10 min walk		**Warm-up:** 5-10 min walk **Run:** 9 x 2 min run/2 min walk **Cool Down:** 5-10 min walk	
11		**Warm-up:** 5-10 min walk **Run:** 4 x 6 min run/2 min walk **Cool Down:** 5-10 min walk		**Warm-up:** 5-10 min walk **Run:** 10 x 2 min run/2 min walk **Cool Down:** 5-10 min walk		**Warm-up:** 5-10 min walk **Run:** 8 x 3 min run/2 min walk **Cool Down:** 5-10 min walk	
12		**Warm-up:** 5-10 min walk **Run:** 6 x 4 min run/2 min walk **Cool Down:** 5-10 min walk		**Warm-up:** 5-10 min walk **Run:** 9 x 2 min run/2 min walk **Cool Down:** 5-10 min walk		**Warm-up:** 5-10 min walk **Run:** 6 x 3 min run/2 min walk **Cool Down:** 5-10 min walk	

Week	Sunday	Monday	Tuesday	Wednesday	Thursday	Friday	Saturday
13		**Warm-up:** 5-10 min walk **Run:** 4 x 7 min run/2 min walk **Cool Down:** 5-10 min walk		**Warm-up:** 5-10 min walk **Run:** 5 x 5 min run/2 min walk **Cool Down:** 5-10 min walk		**Warm-up:** 5-10 min walk **Run:** 8 x 3 min run/2 min walk **Cool Down:** 5-10 min walk	
14		**Warm-up:** 5-10 min walk **Run:** 4 x 8 min run/2 min walk **Cool Down:** 5-10 min walk		**Warm-up:** 5-10 min walk **Run:** 10 x 2 min run/2 min walk **Cool Down:** 5-10 min walk		**Warm-up:** 5-10 min walk **Run:** 5 x 6 min run/2 min walk **Cool Down:** 5-10 min walk	
15		**Warm-up:** 5-10 min walk **Run:** 4 x 8 min run/1 min walk **Cool Down:** 5-10 min walk		**Warm-up:** 5-10 min walk **Run:** 8 x 3 min run/2 min walk **Cool Down:** 5-10 min walk		**Warm-up:** 5-10 min walk **Run:** 5 x 5 min run/1 min walk **Cool Down:** 5-10 min walk	

Week	Sunday	Monday	Tuesday	Wednesday	Thursday	Friday	Saturday
16		**Warm-up:** 5-10 min walk **Run:** 4 x 7 min run/2 min walk **Cool Down:** 5-10 min walk		**Warm-up:** 5-10 min walk **Run:** 5 x 5 min run/2 min walk **Cool Down:** 5-10 min walk		**Warm-up:** 5-10 min walk **Run:** 8 x 3 min run/2 min walk **Cool Down:** 5-10 min walk	
17		**Warm-up:** 5-10 min walk **Run:** 3 x 9 min run/1 min walk **Cool Down:** 5-10 min walk		**Warm-up:** 5-10 min walk **Run:** 10 x 2 min run/2 min walk **Cool Down:** 5-10 min walk		**Warm-up:** 5-10 min walk **Run:** 5 x 6 min run/2 min walk **Cool Down:** 5-10 min walk	
18		**Warm-up:** 5-10 min walk **Run:** 3 x 10 min run/1 min walk **Cool Down:** 5-10 min walk		**Warm-up:** 5-10 min walk **Run:** 8 x 3 min run/2 min walk **Cool Down:** 5-10 min walk		**Warm-up:** 5-10 min walk **Run:** 5 x 5 min run/2 min walk **Cool Down:** 5-10 min walk	

Week	Sunday	Monday	Tuesday	Wednesday	Thursday	Friday	Saturday
19		**Warm-up:** 5-10 min walk **Run:** 2 x 12 min run/2 min walk **Cool Down:** 5-10 min walk		**Warm-up:** 5-10 min walk **Run:** 10 x 2 min run/2 min walk **Cool Down:** 5-10 min walk		**Warm-up:** 5-10 min walk **Run:** 5 x 6 min run/1 min walk **Cool Down:** 5-10 min walk	
20		**Warm-up:** 5-10 min walk **Run:** 3 x 9 min run/1 min walk **Cool Down:** 5-10 min walk		**Warm-up:** 5-10 min walk **Run:** 10 x 2 min run/2 min walk **Cool Down:** 5-10 min walk		**Warm-up:** 5-10 min walk **Run:** 5 x 6 min run/2 min walk **Cool Down:** 5-10 min walk	
21		**Warm-up:** 5-10 min walk **Run:** 2 x 15 min run/2 min walk **Cool Down:** 5-10 min walk		**Warm-up:** 5-10 min walk **Run:** 10 x 2 min run/2 min walk **Cool Down:** 5-10 min walk		**Warm-up:** 5-10 min walk **Run:** 6 x 6 min run/1 min walk **Cool Down:** 5-10 min walk	

Week	Sunday	Monday	Tuesday	Wednesday	Thursday	Friday	Saturday
22		**Warm-up:** 5-10 min walk **Run:** 20 min run/2 min walk/10 min run **Cool Down:** 5-10 min walk		**Warm-up:** 5-10 min walk **Run:** 8 x 3 min run/2 min walk **Cool Down:** 5-10 min walk		**Warm-up:** 5-10 min walk **Run:** 5 x 6 min run/2 min walk **Cool Down:** 5-10 min walk	
23		**Warm-up:** 5-10 min walk **Run:** 25 min run **Cool Down:** 5-10 min walk		**Warm-up:** 5-10 min walk **Run:** 10 x 2 min run/2 min walk **Cool Down:** 5-10 min walk		**Warm-up:** 5-10 min walk **Run:** 5 x 6 min run/1 min walk **Cool Down:** 5-10 min walk	
24		**Warm-up:** 5-10 min walk **Run:** 2 x 15 min run/2 min walk **Cool Down:** 5-10 min walk		**Warm-up:** 5-10 min walk **Run:** 10 x 2 min run/2 min walk **Cool Down:** 5-10 min walk		**Warm-up:** 5-10 min walk **Run:** 6 x 6 min run/1 min walk **Cool Down:** 5-10 min walk	

Week	Sunday	Monday	Tuesday	Wednesday	Thursday	Friday	Saturday
25		**Warm-up:** 5-10 min walk **Run:** 30 min run **Cool Down:** 5-10 min walk		**Warm-up:** 5-10 min walk **Run:** 9 x 3 min run/2 min walk **Cool Down:** 5-10 min walk		**Warm-up:** 5-10 min walk **Run:** 6 x 5 min run/1 min walk **Cool Down:** 5-10 min walk	
26		**Warm-up:** 5-10 min walk **Run:** 25 min run **Cool Down:** 5-10 min walk		**Warm-up:** 5-10 min walk **Run:** 8 x 3 min run/2 min walk **Cool Down:** 5-10 min walk		**Warm-up:** 5-10 min walk **Run:** 5 x 5 min run/1 min walk **Cool Down:** 5-10 min walk	
27	**5K Race Day!**						

3 Months to a 5K plan

This plan is the quickest plan to get you to a 5K, but still has a realistic progression from beginning to end. If this plan feels too challenging for the first few weeks it is okay to switch to one of the other two plans. It is a much better idea to set realistic goals that you can achieve than to attempt something too challenging and fail. Even if this plan feels easy to you it is still important to follow the plan. It takes time for your body to adjust to running and you can do a lot of damage if you do too much too soon. You should also follow the injury prevention guide. And like the other plans, run at an easy pace for all the running segments: you should be able to talk while running. Make sure to warm-up and cool down with 5-10 minutes of walking before and after the run/walk intervals. The plan is outlined below:

Note: While it is best to follow this plan exactly some minor modifications are okay. Each run does not have to be done Monday, Wednesday, and Friday, but do your best to have a day off between your 3 running days each week. If you miss one or two days of running it's okay to continue with the plan, but if you miss more than two days go back to the last week that you were running. Also, if the training becomes too difficult it's okay to repeat a week before moving on to the next. Lastly, the plan assumes the 5K race is on a Sunday, but if the race is scheduled for a different day make sure to have two days off of running before your race (so possibly skip the last day of running before the res).

Week	Sunday	Monday	Tuesday	Wednesday	Thursday	Friday	Saturday
1		**Warm-up:** 5-10 min walk **Run:** 8 x 1 min run/1 min walk **Cool Down:** 5-10 min walk		**Warm-up:** 5-10 min walk **Run:** 8 x 1 min run/1 min walk **Cool Down:** 5-10 min walk		**Warm-up:** 5-10 min walk **Run:** 8 x 1 min run/1 min walk **Cool Down:** 5-10 min walk	
2		**Warm-up:** 5-10 min walk **Run:** 8 x 2 min run/2 min walk **Cool Down:** 5-10 min walk		**Warm-up:** 5-10 min walk **Run:** 8 x 1 min run/1 min walk **Cool Down:** 5-10 min walk		**Warm-up:** 5-10 min walk **Run:** 8 x 2 min run/2 min walk **Cool Down:** 5-10 min walk	
3		**Warm-up:** 5-10 min walk **Run:** 6 x 3 min run/2 min walk **Cool Down:** 5-10 min walk		**Warm-up:** 5-10 min walk **Run:** 8 x 2 min run/2 min walk **Cool Down:** 5-10 min walk		**Warm-up:** 5-10 min walk **Run:** 6 x 3 min run/2 min walk **Cool Down:** 5-10 min walk	
4		**Warm-up:** 5-10 min walk **Run:** 8 x 2 min run/2 min walk **Cool Down:** 5-10 min walk		**Warm-up:** 5-10 min walk **Run:** 8 x 1 min run/1 min walk **Cool Down:** 5-10 min walk		**Warm-up:** 5-10 min walk **Run:** 8 x 2 min run/2 min walk **Cool Down:** 5-10 min walk	

Week	Sunday	Monday	Tuesday	Wednesday	Thursday	Friday	Saturday
5		**Warm-up:** 5-10 min walk **Run:** 5 x 4 min run/2 min walk **Cool Down:** 5-10 min walk		**Warm-up:** 5-10 min walk **Run:** 6 x 3 min run/2 min walk **Cool Down:** 5-10 min walk		**Warm-up:** 5-10 min walk **Run:** 5 x 4 min run/2 min walk **Cool Down:** 5-10 min walk	
6		**Warm-up:** 5-10 min walk **Run:** 5 x 4 min run/1 min walk **Cool Down:** 5-10 min walk		**Warm-up:** 5-10 min walk **Run:** 7 x 3 min run/2 min walk **Cool Down:** 5-10 min walk		**Warm-up:** 5-10 min walk **Run:** 5 x 4 min run/1 min walk **Cool Down:** 5-10 min walk	
7		**Warm-up:** 5-10 min walk **Run:** 6 x 4 min run/1 min walk **Cool Down:** 5-10 min walk		**Warm-up:** 5-10 min walk **Run:** 8 x 3 min run/2 min walk **Cool Down:** 5-10 min walk		**Warm-up:** 5-10 min walk **Run:** 6 x 4 min run/1 min walk **Cool Down:** 5-10 min walk	
8		**Warm-up:** 5-10 min walk **Run:** 5 x 4 min run/1 min walk **Cool Down:** 5-10 min walk		**Warm-up:** 5-10 min walk **Run:** 7 x 3 min run/2 min walk **Cool Down:** 5-10 min walk		**Warm-up:** 5-10 min walk **Run:** 8 x 1 min run/1 min walk **Cool Down:** 5-10 min walk	

Week	Sunday	Monday	Tuesday	Wednesday	Thursday	Friday	Saturday
9		**Warm-up:** 5-10 min walk **Run:** 5 x 5 min run/1 min walk **Cool Down:** 5-10 min walk		**Warm-up:** 5-10 min walk **Run:** 9 x 3 min run/2 min walk **Cool Down:** 5-10 min walk		**Warm-up:** 5-10 min walk **Run:** 5 x 5 min run/1 min walk **Cool Down:** 5-10 min walk	
10		**Warm-up:** 5-10 min walk **Run:** 2 x 15 min run/3 min walk **Cool Down:** 5-10 min walk		**Warm-up:** 5-10 min walk **Run:** 5 x 4 min run/1 min walk **Cool Down:** 5-10 min walk		**Warm-up:** 5-10 min walk **Run:** 2 x 15 min run/2 min walk **Cool Down:** 5-10 min walk	
11		**Warm-up:** 5-10 min walk **Run:** 20 min run/2 min walk/ 10 min run **Cool Down:** 5-10 min walk		**Warm-up:** 5-10 min walk **Run:** 5 x 5 min run/1 min walk **Cool Down:** 5-10 min walk		**Warm-up:** 5-10 min walk **Run:** 30 min run **Cool Down:** 5-10 min walk	

Week	Sunday	Monday	Tuesday	Wednesday	Thursday	Friday	Saturday
12		**Warm-up:** 5-10 min walk **Run:** 2 x 15 min run/2 min walk **Cool Down:** 5-10 min walk		**Warm-up:** 5-10 min walk **Run:** 25 min run **Cool Down:** 5-10 min walk		**Warm-up:** 5-10 min walk **Run:** 5 x 4 min run/1 min walk **Cool Down:** 5-10 min walk	
13	**5K Race Day!**						

Race day tips

Congratulations! You have successfully completed training, and it's time to run your first 5K! You've put in months of hard work and it's time to show off your new running abilities. However, it's important to remember these tips to prevent disappointment on race day:

1. **Do not start out too fast!** Ask any runner and they will tell you starting out too fast can make for a miserable race. More likely than not, there will be people who are faster than you, and it will be tempting to go their pace from beginning. Resist this temptation. In fact, start at a pace that feels easy for you. Adrenaline levels are high on race day and it's easy to start too fast. Force yourself to hold back for the first mile, and slowly pick it up over the rest of the race if you feel strong. Just remember, your only competition is yourself and the goals you have set.

2. **Stay hydrated.** Dehydration is the fastest way to lower performance and can make you sick in severe cases. Make sure to drink plenty of water in the days leading up to the race as well as plenty of water on the day of the race. In general, if your urine is clear or pale yellow you're hydrated, otherwise you should drink more water.

3. **Eat familiar foods.** Continue eating the foods you have been consuming throughout your training that have sat well with your stomach. Prior to race day is not the time to try new foods or make big changes to your diet. Stick to the foods that have worked before and you should not have any issues.

4. **Be mentally prepared.** Your first race is going to have its challenging moments. It helps to have a positive mantra to push through the rough patches. Simple phrases such as "You can do this," "Stay strong," "One foot in front of the other," and "Don't give up" can do wonders when the going gets tough. Keep a positive attitude and remember that you can do it despite any feelings of physical challenges that may arise.

In Case Your Race Doesn't Go As Well As You Had Hoped

Even if all your training has gone well, and you're prepared for race day, it is possible that your race won't go as you had hoped. Don't be discouraged. Weather, illness, fatigue or merely having a bad day can prevent you from running at your full potential. It's okay to be upset for a little bit, but take some time to reflect on the things that happened in your training and on race day. Often times, you will find at least one thing you could've done better and one thing that was out of your control that negatively affected your race. Learn from these things, focus on what you can control, and above all keep a positive mindset. There's almost no doubt you're in better shape than when you started training, and you need to keep your head up to keep moving forward. Take 3-7 days off of running, start at a point in the training plan that isn't too challenging for you (not at week 1, but somewhere in the beginning or middle), and pick another race to do down the road. You'll learn more from your successes than your failures and you can't give up until you've tried again.

FAQ's for new runners

This section is meant to be a reference for the common questions and concerns that new runners may have. Check it out before you get started on the training plans and along the way during the plans.

1. Treadmill vs Outside. The differences?

Running outside and running on treadmills both have pros and cons. Treadmills are great because they offer a controlled climate, an accurate distance and are an excellent tool to learn proper pacing. They are also a safer option when running in an unfamiliar area or when it's dark outside. Running outside offers more enjoyable scenery, varied terrain to strengthen muscles, and allows you to run with a more natural stride. The bottom line: if you plan to run a race you need to be doing some outside running. Race day conditions will have variable weather and terrain that only outdoor runs will prepare you for. Treadmills are a great way to stay in shape, and don't worry too much about which you use for your day to day training, just pick the one that is more enticing and makes you want to run.

2. How to start if you can't run for more than a minute straight?

The Square One Plan is perfect to start if you can't run more than a minute straight. It will have you start with just 10 seconds of continuous running and will slowly build up until you can run for a full minute. If you keep to the full plan you should be able to run a 5K by the end. You can start running no matter how much or little you can run right now!

3. My knees hurt after running, what should I do?

Knee pain is common among new runners. It will take some time for your knees (and other joints) to adjust to the impact of running, so if they hurt initially the discomfort may only be temporary. However, be sure to follow the injury prevention guide and spend extra time doing the quad and hip flexor stretches if you have knee pain. These stretches will loosen the muscles around your knee and take stress off your joints. Put an ice pack on your knees as well for 20 minutes to help reduce soreness

4. My ankles hurt after running, what should I do?

Ankle pain is also common to new runners. If your ankles are sore spend extra time doing the calf stretches from the injury prevention guide as tight calves can cause ankle pain.

5. Should I lift weights to improve my performance?

While weightlifting can be beneficial for runners, it is not necessary for beginner runners. Performing the strength exercises from the injury prevention guide will strengthen the muscles needed to run well. Weightlifting is something you can look into down the road, but for now stick to the strength exercises in this book and put your energy into allowing your body to adapt to running.

6. Should I add or remove anything from my diet to increase my performance?

Diet certainly can influence your performance. Rather than adding or removing foods, try to eat a diet that consists mainly of whole grains, fruits, vegetables, and lean protein. It's okay to eat junk food as a treat, but make sure to avoid eating it in excess as this will help neither your running nor your health.

7. Running in hot weather: At which temperatures is it not safe to run?

Warm and humid weather can make running more difficult. If temperatures are below 70° F and less than 50% humidity you should be okay to run as planned. Above these points running will become more difficult. Make sure you hydrate before and after you run especially in warmer temperatures. If the temperatures are above 80° F and greater than 50% humidity be ready to shorten your workout if it begins to feel too difficult. If you feel dizzy or light-headed while running in the heat stop immediately and seek a cooler area. In general, it's best to stick to running inside on a treadmill if the temperatures are much higher than 80° F. Additionally, if the outdoor air quality is in the unhealthy/unsafe range it is best to stick to running inside.

8. Running in cold weather: When is it too cold to run outside?

Running in cold weather should not pose a problem if you are dressed properly. While you will have to figure out what combination of clothes is best for you, aim to wear long sleeves below 50° F, pants below 40° F, a hat, gloves and an extra layer below 30° F, a jacket and two layers below 20° F, and in general don't run if the temperature or wind chill are below 10° F unless you are very experienced in dealing with cold climates. Most importantly, do not run if you suspect there is ice on the ground. A fall on ice can result in serious injury and it is best to run inside if there is ice or freezing rain outside.

9. How much water should I drink?

The amount of water you need to drink depends on a variety of factors like body weight, outdoor temperature, and how much you sweat. Drink enough water so that your urine is clear or pale yellow and you have to go to the bathroom every 2-3 hours. It is especially important that you drink water when you first wake up and after finishing a run.

10. Why do I always have to use the bathroom during a run?

This issue is common among runners of all levels of experience. If you do have this issue make sure you allow 3-4 hours to digest before you run or run first thing in the morning. Spicy foods, chocolate, and foods high in fiber can exacerbate this problem, so avoid these several hours before you run.